AF590269

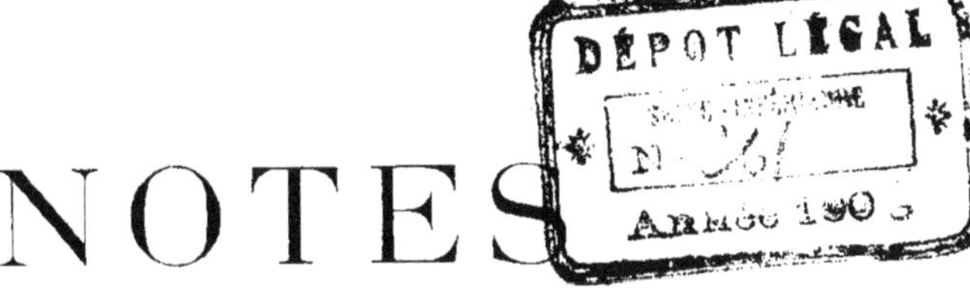

NOTES
D'HYGIÈNE SOCIALE

I. — **La Goutte de Lait de Beauvais** : Son installation, son fonctionnement.

II. — **L'Allaitement maternel à la Goutte de Lait de Beauvais.**

III. — **La Question du Lait et la Lutte contre la Mortalité infantile en Allemagne.**

IV. — **La Défense sociale contre la Tuberculose.**

V. — **Un Bureau d'Hygiène à Beauvais.**

PAR

Le Docteur V. LEBLOND

Ancien Interne des Hôpitaux de Paris

Président de la Société Académique de l'Oise

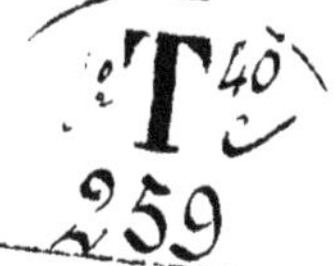

FÉCAMP

IMPRIMERIES RÉUNIES M.-L. DURAND

1906

NOTES

D'HYGIÈNE SOCIALE

I. — **La Goutte de Lait de Beauvais** : Son installation, son fonctionnement.

II. — **L'Allaitement maternel à la Goutte de Laït de Beauvais.**

III. — **La Question du Lait et la Lutte contre la Mortalité infantile en Allemagne.**

IV. — **La Défense sociale contre la Tuberculose.**

V. — **Un Bureau d'Hygiène à Beauvais.**

PAR

Le Docteur V. LEBLOND

Ancien Interne des Hôpitaux de Paris

Président de la Société Académique de l'Oise

FÉCAMP

IMPRIMERIES RÉUNIES M.-L. DURAND

1906

La Goutte de Lait de Beauvais

PENDANT L'ANNÉE 1903

Son installation — Son fonctionnement

La Goutte de Lait de Beauvais, avec sa Consultation de nourrissons, fondée en octobre 1902, fonctionne depuis 8 mois.

Le moment est venu de publier les résultats obtenus : nous montrerons ainsi aux 600 souscripteurs et donateurs de cette œuvre quel parti nous avons su tirer des 6,000 francs que nous a confiés leur générosité, en novembre et décembre 1902.

Faut-il répéter quels désastres effrayants cause la mauvaise alimentation des nourrissons, et comment des enfants, même élevés au sein, peuvent mourir si leur nourriture est mal réglée? Une récente statistique de M. Monod accuse une mortalité de 47 0/0 parmi les enfants allaités artificiellement et de 28 0/0 chez ceux allaités au sein. Pour diminuer une telle mortalité, dit le Dr Maygrier, il faut apprendre aux nourrices comment on élève les enfants, et, quand le sein devient insuffisant (soit dès le début de l'allaitement, soit après quelques mois), y suppléer par un lait de vache parfait et bien administré.

Mais, pour que ces conseils d'alimentation, dits et redits, soient bien compris et retenus par les mères, il faut qu'elles amènent leurs bébés à la Consultation de nourrissons. Cette consultation, véritable école des mères, inaugurée le 8 mars par la conférence des professeurs Budin et Ausset, nous permet chaque dimanche, de dix heures à midi, de peser, d'examiner les 40, 60 et 80 enfants confiés à nos soins. Nous y avons observé l'enseignement et la méthode du professeur Budin, imité l'exemple des 25 consultations de nourrissons établies à Paris et suivi le mouvement qui peu à peu gagne la province.

En 1893, à Dieppe, la municipalité avait voté 2,000 francs pour fonder une consultation de nourrissons ; la chute de la municipalité fit échouer la tentative : c'est une preuve qu'une telle œuvre doit être organisée par l'initiative privée.

En 1894, le Dr Dufour créant à Fécamp la première Goutte de Lait, donne l'exemple à cent autres, et l'essor continue chaque jour. Voici que récemment, à Arras, une conférence du professeur Budin, sous la présidence de M. Jonnart, gouverneur de l'Algérie, invite le Conseil général du Pas-de-Calais à décider que « les municipalités soient encouragées à établir des consultations de nourrissons, sous le patronage de comités de Dames, constitués au chef-lieu de chaque arrondissement, pour subventionner ces consultations et distribuer du lait stérilisé. » Aussitôt, 29 de ces consultations sont fondées par des médecins à Arras, Boulogne, Béthune, Montreuil, Saint-Pol, Lens, Etaples, Liévin, etc.

Ainsi se créent partout les *Consultations-Gouttes de*

Lait : quelle meilleure preuve que ces œuvres sont devenues nécessaires ! (Maygrier).

Enfin, au mois de septembre dernier, le Congrès d'hygiène de Bruxelles émettait le vœu suivant :

1° Que les administrations publiques cherchent, par tous moyens, à instituer des consultations de nourrissons ;

2° Que, pour les jeunes filles des écoles, il soit institué des leçons pratiques d'hygiène infantile, notamment en leur faisant suivre des consultations de nourrissons.

***

Pour créer une Goutte de Lait, il faut une balance, un médecin et du lait stérilisé. La stérilisation exige un local spécial, un matériel nombreux et coûteux, un personnel accompli, une surveillance constante et rigoureuse. La meilleure partie de nos ressources fut prise par notre organisation : agencement du local, achat et installation d'appareils à stériliser (conduites d'eau et de gaz, bacs, fourneaux, éviers, casiers, biberons, paniers et accessoires), ce fut une première dépense de 3,000 francs environ. Ajoutons-y le mobilier de consultation (tables, chaises, poêle, pèse-bébés, feuilles et fiches d'observations), le traitement de la gérante et de son aide (1,250 francs), la consommation quotidienne du gaz, le loyer (500 francs), les contributions, l'assurance contre l'incendie, etc.: c'est un total de 5,500 francs environ.

Une somme un peu supérieure à 1,000 francs nous restera à la fin de l'année.

Les dépenses nécessaires à une première installation ne nous permettaient pas cette année de donner aux mères nourrices des primes d'allaitement. Certes, quelques-unes, écoutant nos conseils, ont conservé leur bébé au sein; d'autres, plus nombreuses, ont donné l'allaitement mixte; mais la plupart de nos enfants reçoivent du lait stérilisé seul.

Pour encourager l'allaitement au sein, nous avons distribué du lait à plusieurs mères : c'était à la fois un supplément de nourriture personnelle et un excitant de leur secrétion lactée. Sans doute, la comparaison que les femmes peuvent faire des enfants élevés au sein avec ceux nourris au lait stérilisé devrait suffire à encourager cet allaitement maternel; mais ne faut-il pas compter avec les obligations de la vie qui forcent les femmes d'ouvriers à conserver leur travail ?

L'an prochain, nous offrirons à ces mères nourrices une indemnité, comme le Dr Panel (de Rouen) qui fait donner par la municipalité 3 livres de viande chaque semaine aux femmes nourrices et ajoute des gratifications de 10 à 20 francs; comme le Dr Ficatier (de Bar-le-Duc) ou le Dr Levraud (de Saumur) qui offrent 3 francs à chaque pesée tous les 15 jours. A l'hôpital Tenon, le Dr Boissard accorde 10 francs aux mères qui auront nourri intégralement durant 4 mois.

Dans toutes les Gouttes de Lait, grâce à ces tentatives, la proportion des femmes qui allaitent a rapidement augmenté. (Maygrier).

Nous savons, d'après le professeur Budin, que la « meilleure des gouttes de lait est celle que l'enfant trouve dans le sein de sa mère »; nous connaissons aussi, d'après le professeur Pinard, que « la mère doit être la nourrice payée de son enfant. » Il ne faut pas que l'on dise que notre œuvre favorise l'allaitement artificiel : notre lait stérilisé n'est donné que *faute de mieux;* et ce mieux est à rechercher par tous les moyens possibles. Notre consultation est une école d'allaitement maternel; mais cet allaitement au sein, il le faut surveiller par des pesées, tous les 15 jours; car quelques enfants ne supportent pas certains laits de femmes trop nourrissants. (Maygrier). Au reste, à Paris, M. Strauss demande que les mères nourrices, recevant des secours du Bureau de Bienfaisance, soient forcées d'amener leurs enfants aux consultations de nourrissons.

Malheureusement, malgré secours pécuniaires et encouragements, certaines femmes, affaiblies par la maladie ou les grossesses répétées, quelques autres atteintes d'affections du sein, ne pourront jamais nourrir : l'allaitement artificiel est nécessaire; c'est un mal que nous savons atténuer en donnant méthodiquement de bon lait. « Ne serait-il pas inhumain de refuser la goutte de lait à ces petits enfants de filles-mères et d'ouvrières, enfants condamnés au biberon dès la naissance, par l'ignorance ou la misère des parents? Il ne suffit pas de proclamer que l'allaitement maternel est l'idéal : en attendant que l'Etat-Providence fournisse des secours à toutes les mères nécessiteuses, pour qu'elles puissent donner le sein, nous sommes obligés de ne pas laisser mourir les enfants au biberon. » (Variot.)

***

A notre consultation, nous acceptons ainsi les enfants déjà malades de gastro-entérite, tous les débiles, rachitiques, scrofuleux, souvent issus de parents alcooliques ou tuberculeux : dans un tel milieu social, comment trouver un lait de mère capable de restaurer leur organisme ou de régulariser leur croissance? L'un d'eux, pauvre avorton, né de père tuberculeux, dans une masure sans air et sans lumière, fut confié par nous à une femme soigneuse, pour que la mère, reprenant son travail d'atelier, pût gagner chaque jour l'argent nécessaire à la maladie du mari et à l'entretien de la famille. Le résultat fut merveilleux : il a compensé bien des sacrifices.

Malgré le grand nombre de ces enfants chétifs, nous n'avons perdu que 3 nourrissons sur les 190 qui sont venus à nous. Pendant l'été, les mères nous apportaient, deux et trois fois par semaine, ceux dont la croissance était malaisée ; et l'examen de leurs courbes d'accroissement, plus éloquent que les statistiques, montre ce qu'une surveillance rigoureuse peut faire des enfants les plus délicats.

***

Nous ne pouvons achever plus agréablement ce compte-rendu qu'en remerciant d'abord les Pouvoirs publics (Conseil municipal de Beauvais et Conseil général de l'Oise) de leurs subventions pour l'année 1904 ; nous y joignons notre vive gratitude pour les 600 personnes charitables qui ont répondu à notre premier appel.

Mais, comment oublier le passant anonyme qui, trouvant sur son chemin, *60, rue des Halles*, un tronc pour solliciter sa générosité, y glisse chaque jour, sou par sou, sa discrète aumône et nous permet ainsi de recueillir, en 8 mois, une somme de 115 francs.

Le Comité de la Goutte de Lait, pour continuer et compléter son œuvre bienfaisante en 1904, adresse un nouvel appel à la générosité de ses adhérents; il fera connaître, comme en 1903, grâce à la complaisante hospitalité de la presse, tous les détails de son fonctionnement.

L'Allaitement Maternel

à la Goutte de Lait de Beauvais

(Rapport lu au Congrès international des Gouttes de Lait, Paris, 1905)

Je ne rappellerai pas comment on a reproché aux Gouttes de Lait de ne pas encourager l'allaitement maternel, de causer même l'abandon de cet allaitement, parce que les mères, dit-on, sentent qu'elles peuvent avoir de bon lait pour remplacer celui de leurs seins.

La Goutte de Lait de Beauvais, créée il y a 3 ans, sous le patronage de M. le Professeur Budin, n'a cessé de lutter pour l'allaitement au sein. Quels furent les moyens employés ? Quels sont les résultats ?

Je voudrais les conter en quelques mots et montrer que ces deux choses : Allaitement maternel et Goutte de Lait ne sont pas, — comme on l'a dit, — contraires et quasi inconciliables.

A notre consultation du dimanche, sont présentés 35 à 40 nourrissons ; malgré toutes nos supplications, jamais nous n'avons pu dépasser 40 pesées sur 80 à 90 enfants inscrits. La plupart sont de familles ouvrières. Les mères travaillent chez elles ou en dehors du logis. Si les enfants ne sont pas trop nombreux, la mère fait chez elle des brosses ou des tapis (chenilles) pour les deux grandes industries de la ville (Maisons Dupont et Lainé). Si elle est occupée hors la maison, pendant 8 ou 9 heures par jour, comme ménagère ou comme ouvrière en tapis, brosses, chaussures, etc., elle confie son enfant à une garde voisine ou à une crèche qu'elle charge de sa surveillance et de son alimentation.

Quelle peut être cette alimentation ?

Sans doute « la mère doit être la nourrice payée de son enfant (Pinard) », et la « meilleure Goutte de Lait est celle que l'enfant trouve au sein de sa mère (Budin) » ; mais, s'il est aisé d'enseigner que *toutes* les mères peuvent nourrir, il faut avouer qu'en pratique, dans ce monde ouvrier où règne trop souvent la misère sous toutes ses formes (taudis sans air, encombré d'enfants logés dans une seule pièce, alimentation insuffisante de la mère épuisée par les grossesses successives, alcoolisme, modicité des salaires), la mère ne peut fournir le lait nécessaire à son nourrisson.

Si même elle avait assez de lait, quel serait-il ? Et pourrait-elle allaiter jusqu'au 10me ou 12me mois, date habituelle du sevrage ?

Il faut ajouter que souvent la femme de l'ouvrier ne veut pas accoucher à l'hôpital : elle demeure chez elle pour se lever librement dès le troisième ou quatrième jour et reprendre vite sa rude besogne. A la suite de tels accouchements, des accidents surviennent (hémorrhagies, abcès du sein, phlébite) qui ne tardent pas à diminuer ou à tarir la sécrétion lactée. Une loi serait nécessaire en France (elle existe déjà en Italie), pour prescrire de n'admettre à l'usine les femmes accouchées qu'un mois après leur délivrance ; mais ce repos obligatoire exigerait l'allocation d'une indemnité à la mère.

Ainsi, il est bien vrai que les femmes d'ouvriers ne peuvent pas toutes nourrir au sein.

Que se passe-t-il le plus souvent à la Goutte de Lait ?

L'enfant nous est apporté à la consultation, après deux ou trois semaines. L'allaitement fut peut-être tenté durant trois ou quatre jours, puis, la patience manquant à la mère, elle s'est laissé mal conseiller par son entourage et même par la sage-femme : on a donné au nourrisson du lait de vache, souvent mauvais, surtout sans règle ni mesure, parfois avec bouillies, pâtées, etc. Ainsi on nous l'apporte sevré, mal nourri dès la naissance, né dans un mauvais milieu et de parents épuisés de misère, de travail ou d'alcool ; on nous dit, en apportant cet enfant : « Je voudrais mettre mon enfant à la Goutte de Lait. » Voilà la vérité brutale. C'est à nous de réparer de tels dommages : que faisons-nous ? Parfois, nous tentons de remettre au sein cet enfant ; il est rare de réveiller suffisamment la sécrétion lactée.

Dans certains cas, — trop rares, — la mère nourrit : elle est jeune, ne travaille pas encore à l'usine, garde son enfant près d'elle ; elle l'apporte à la pesée tous les 15 jours. C'est parfait. Si notre mère nourrice travaille chez elle, au compte d'un atelier ou d'une usine, et que son lait devienne insuffisant (après 4 ou 5 mois d'allaitement par exemple), nous entretenons l'allaitement mixte : la mère donne 7 à 8 fois le sein par 24 heures ; nous y ajoutons 7 à 8 biberons de notre lait, qui viennent, à chaque tétée, compléter la ration de lait manquant dans les seins. Ce mode d'allaitement mixte, préconisé par le professeur Budin, est le plus efficace pour exciter et entretenir cette sécrétion par des tétées répétées.

Si cette femme travaille au dehors pour accroître un peu le pécule de la famille, elle ne peut emporter son bébé, qu'elle confie à la garde d'une autre ou d'une crèche : nous lui conseillons de continuer le sein qu'elle peut donner chez elle (3 à 4 fois, à midi, le soir et la nuit), et les autres repas de l'enfant sont donnés par 3 ou 4 biberons de lait pasteurisé. Ainsi réglée, contrôlée par la pesée du dimanche, cette alimentation donne d'excellents résultats.

Sans doute, dans quelques usines, des patrons laissent leurs ouvrières abandonner le travail pour allaiter ; mais il faut y installer une garderie d'enfants. Combien d'industriels pourraient supporter une telle dépense, si chaque femme, pendant une demi-heure, quittait l'atelier 3 à 4 fois par jour? Un grand industriel de Beauvais, très philanthrope, a voulu résoudre la question : l'énorme dépense l'a arrêté. Aussi bien, une telle organisation, possible dans de grandes usines, ne serait pas applicable aux femmes qui demeurent trop loin de l'atelier pour y apporter leur bébé plusieurs fois chaque jour.

Cependant, en Italie, une loi votée en 1902 prescrit d'installer une chambre d'allaitement dans toute fabrique occupant au moins 50 ouvrières ; peut-être, un jour, une loi semblable sera-t-elle votée en France.

Telle est, à Beauvais, la situation de nos mères.

Pour encourager l'allaitement maternel, soit complet, soit mixte, nous donnions d'abord à chaque femme un litre de lait pour améliorer son ordinaire : trop souvent cette soupe servait à la famille entière, sans oublier le petit nourrisson.

Il faut dire qu'à chaque consultation nous devons lutter contre les doléances des mères réclamant plus de lait, sous prétexte que l'enfant crie quand le biberon est vide. Nous résistons d'autant mieux à cette demande que la balance accuse une augmentation de poids. Malgré cette preuve, la mère n'est pas encore convaincue : elle préfère nous quitter pour donner à son bébé la nourriture qu'elle croit lui manquer. Ajoutons que l'enfant nous revient souvent avec gros ventre, diarrhée, etc.

Ainsi, nous avons cessé de donner du lait aux mères. Nous n'avons pas osé leur accorder une prime en argent, persuadés qu'elle servirait chez le marchand de vin à entretenir l'alcoolisme du père et, peut-être,..... de la famille.

Trois fois par an, nos Dames patronnesses, dont le dévouement est inappréciable, distribuent à nos mères-nourrices des layettes : couvertures, robes, brassières, bas et chaussons, etc. ; ces objets, si précieux aux pauvres petits, nous sont offerts par des personnes généreuses de la ville. Sans doute, il nous faut bien donner aussi à quelques enfants très pauvres, nourris au biberon ; mais nos préférences vont aux petits allaités au sein.

Quels sont les résultats obtenus ?

Chaque année, depuis 3 ans, notre population s'est maintenue au chiffre de 80 à 90 nourrissons.

En 1903, nous comptions 80 enfants inscrits à la Goutte de Lait, dont 8 étaient au sein seul et 10 à l'allaitement mixte.

En 1904, sur 90 enfants, 12 étaient au sein seul et 10 à l'allaitement mixte.

En 1905, nous comptons 88 enfants : 15 sont au sein seul et 10 à l'allaitement mixte.

Nous sommes loin sans doute des chiffres donnés par les Consultations de nourrissons des accoucheurs. Pourtant, c'est dans ce sens que mes excellents confrères, les docteurs Clozier et Dévé, et moi, avons dirigé le meilleur de nos efforts (1). Notre proportion d'enfants au sein est faible encore, mais elle s'accroît : c'est notre meilleure récompense.

En un mot, nous ne donnons de lait pasteurisé que « *faute de mieux* ».

(1) C'est pour nous un devoir très agréable de remercier nos dévoués collaborateurs et collaboratrices : Mesdames Communeau, Damez, Desgroux, Garbet, Lamotte et Le Clerc : MM. Andrieu, vétérinaire : Baudran et Dhuicque, pharmaciens.

La Question du Lait

et la Lutte contre la Mortalité infantile en Allemagne

La *Revue d'hygiène* de 1904 a publié, sur cette question, une étude de M. Fuster, secrétaire général de l'Alliance d'hygiène sociale, qu'il nous semble bon de faire connaître, au moment où vont s'ouvrir à Paris un Congrès de la Laiterie et un Congrès des Gouttes de Lait. On y verra que l'Allemagne nous donne sur ce sujet des indications non moins utiles que sur la question des retraites ouvrières.

On ignore généralement que l'Allemagne est le pays d'Europe où la mortalité infantile est la plus élevée : ainsi, tandis qu'en France, sur 1.000 enfants nouveau-nés vivants, il en meurt en moyenne 160, pendant la première année, en Allemagne ce chiffre s'est élevé à 270 en 1901 ; pendant cette année 1901, il est mort 250,000 nourrissons, alors que la tuberculose n'a tué que 60,000 personnes.

Au récent Congrès de Dresde, le professeur Dunbar (de Hambourg) rappelait que, sur 2 millions d'enfants qui naissent chaque année en Allemagne, 150,000 meurent victimes du mauvais lait, « alors que les trois guerres qui ont fait l'unité allemande n'ont coûté à la nation que 56,000 hommes. »

Les conditions nouvelles de la vie sociale, l'augmentation du nombre des femmes obligées de gagner leur vie industriellement ont diminué l'allaitement maternel ; et l'on a observé en Allemagne qu'il mourait six fois moins d'enfants au sein que d'enfants alimentés autrement, et que, sur deux enfants au-dessous d'un an, nourris au lait de vache, il en meurt un dans l'année.

Il ne faut donc pas s'étonner de voir l'Allemagne se préoccuper d'une telle situation et en étudier les causes, qu'elle attribue à la mauvaise qualité du lait.

***

S'il est vrai que la technique de la production laitière a fait depuis 30 ans de grands progrès, l'alimentation laitière des villes n'en a pas profité. Deux innovations entre autres ont révolutionné l'industrie du lait : c'est d'une part le refroidissement, imaginé pour faciliter l'écrémage tout en prolongeant sa conservation : on arrête ainsi le développement des microbes de toutes sortes qui, dans les étables sales, tombent du ventre de la vache et des mains de la servante dans le récipient. D'autre part, la centrifugation a facilité l'écrémage immédiat sans qu'on soit obligé de laisser reposer le lait ; et ce procédé, trop coûteux pour les simples particuliers, a donné l'idée d'organiser des laiteries coopératives, où l'on pasteurise le lait en le chauffant d'abord à 75°, puis en le refroidissant brusquement. Ainsi sont détruits les microbes nuisibles sans modifier le goût du lait. Dunbar admet même l'efficacité de cette pasteurisation par grandes masses et il affirme que la crème obtenue ensuite donne un beurre meilleur, plus facile à conserver.

Malheureusement, jusqu'à présent, les populations des villes n'ont guère profité de ces perfectionnements : les municipalités, qui ne peuvent surveiller la production du lait ni les conditions du transport, ne peuvent guère mieux en contrôler la vente. Il ne suffit pas, comme on le fait souvent, de plonger dans un bidon un aéromètre pour mesurer la densité du liquide ; un examen microscopique s'impose pour évaluer la quantité de microbes qu'il contient ; enfin le lait devient nuisible, non seulement parce qu'il peut renfermer accidentellement des germes de maladies infectieuses, mais aussi par les microbes normaux qui s'y trouvent et qui finissent par le transformer en un produit toxique pour les enfants. Il faut donc qu'il soit pur de falsifications, et frais. Dunbar estime qu'il doit être (aussitôt reçu) bouilli ou pasteurisé, toutes les fois qu'on n'a pas la garantie absolue que ces mesures ont été prises avant la vente ; il ne parle pas de stérilisation. Un autre orateur du congrès de Dresde a parlé du procédé de stérilisation Soxhlet qu'il a accusé de rendre les enfants rachitiques.

Pour avoir sa plus grande efficacité, le contrôle doit s'exercer jusqu'au lieu de production et suivre le lait jusqu'au moment de sa livraison au consommateur.

Le Congrès de Dresde a discuté sur ce sujet une intervention possible du gouvernement; mais l'Allemand est volontiers particulariste et municipal, et l'on a conclu qu'il valait mieux laisser chaque municipalité défendre les intérêts des consommateurs. Dans certaines villes, on a rendu plus sévères les règlements sur la vente du lait, imposés au cultivateur qui veut fournir du « lait pour enfants ». C'est ce point de vue spécial qui est le plus important, puisque ceux-ci doivent être nourris artificiellement et que la pauvreté de leurs parents réclame un lait bon marché. Or, là où les prescriptions ont été appliquées, la population pauvre continue à acheter le lait ordinaire, car le lait spécial pour enfants coûte trop cher. Il ne peut pas ne pas coûter plus cher, puisque les réglements sur l'alimentation des vaches sont très rigoureux. Dunbar a soutenu la possibilité, pour des producteurs associés en coopératives, de livrer à aussi bon compte qu'autrefois du lait mieux purifié, c'est-à-dire du lait pasteurisé et refroidi ; mais il faut, pour que le prix en reste abordable aux petites bourses, qu'on supprime certaines règles d'alimentation des vaches et qu'on admette, par exemple, une certaine quantité de betteraves, de drèches sèches.

Mais quelles que soient ces réglementations municipales, il faut organiser le commerce du lait, en créant des associations ; il faut aussi instruire le consommateur.

A Berlin, les petits producteurs et les marchands de lait se sont associés, et plusieurs médecins de la ville ont organisé un « contrôle médical privé des étables. » Les producteurs se sont engagés à prendre des mesures hygiéniques de propreté (nettoyage du pis des vaches avant la traite, etc.) à s'assurer que le lait ne contient ni poils ni autres saletés, et à le faire aussitôt refroidir : ces mesures sont peu coûteuses et avantageuses au producteur même.

Mais il faut que les pouvoirs locaux et les associations philanthropiques complètent cette action bienfaisante en s'occupant des petits consommateurs de lait. Déjà les municipalités interviennent en faveur des pauvres par leurs crèches. Dans certaines villes, des mesures spéciales ont été prises : ainsi, à Halle, tous les nourrissons surveillés reçoivent du lait stérilisé à un prix assez faible, au moyen de bons que les mères prennent dans les pharmacies ; des visiteuses les guident dans l'emploi de ce lait qui est délivré dans un certain nombre de boutiques.

A Chemnitz, les femmes qui ont des nourrissons en garde reçoivent des instructions précises lorsqu'elles viennent soumettre l'enfant à la visite du médecin ; un petit asile, où sont soignés ces enfants lorsqu'ils sont malades, sert en même temps d'école de nourrices.

A Munich, la municipalité vient d'inaugurer un établissement de stérilisation de lait ; il est livré à domicile par flacons de 1/8 et de 1/5 de litre, au prix de 50 centimes le litre ; les familles dont le revenu imposable est inférieur à 2.500 francs peuvent, à la fin de chaque trimestre, se faire rembourser la moitié de la somme qu'elles ont payée pour leur lait.

Ainsi on a reconnu en Allemagne qu'il ne fallait pas seulement surveiller la qualité du lait pour les nourrissons, mais encore s'occuper de l'éducation des mères, surtout dans le peuple où les conditions lamentables des habitations, l'absence d'hygiène, la malpropreté des enfants, le surmenage des parents et les préjugés expliquent bien des cas de mortalité infantile.

Tout est à faire sur ce sujet ; et c'est l'œuvre de ces *Gouttes de Lait*, de ces *Consultations de nourrissons* dont la France donne l'exemple et que l'Allemagne, plus avancée que nous dans l'organisation de la lutte contre la tuberculose, ignore complètement.

Nous terminerons cette étude en analysant quelques réglementations municipales prises en Allemagne contre « le lait criminel. »

Depuis trois ans, plusieurs villes, notamment Essen et Dusseldorf, ont fait des règlements très sévères contre « ce lait criminel ».

On a le droit d'y vendre trois sortes de lait : le lait complet, que les Allemands appellent *vollmilch*, le lait maigre et écrémé ou *magermilch*, et le lait pour enfants ou *kindermilch*.

Le premier est naturel, n'a pas été modifié depuis la traite ; il doit contenir 27 p. 1.000 de matières grasses.

Le second (lait maigre) est privé de ses matières grasses. Le lait pour enfants est du lait complet, contenant au moins 30 p. 1.000 de matières grasses et fourni par des vaches soumises à des exigences spéciales pour leur hygiène et leur alimentation.

Les laits suivants sont absolument interdits :

Lait trait quelques jours avant le vêlage ou jusqu'au sixième jour après le vêlage ;

Lait provenant de vaches malades ;

Lait provenant de vaches traitées avec des médicaments-poisons ;

Lait de vaches tuberculeuses ;

Lait additionné de substances quelconques (conservateurs, eau, glace) ;

Lait de couleur bleue, rouge ou jaune, contenant des champignons ou du sang.

On interdit l'eau dans ces deux villes, en prescrivant une certaine teneur en matières grasses, et en interdisant de transporter de l'eau en même temps que du lait.

On réclame d'abord à tout marchand de lait une déclaration d'ouverture de commerce et l'indication de ses fournisseurs. On veille à la propreté du local.

Comme on veut que le client soit renseigné sur la qualité du lait vendu, la municipalité exige que les récipients portent une inscription (*vollmilch, magermilch*, etc.) ainsi que le nom et le domicile du producteur de ce lait. Les récipients ne doivent pas communiquer au liquide de propriétés étrangères ; les mesures doivent être contrôlées et être pourvues d'une anse pour que tout contact avec la main soit évité. Les bidons doivent être munis d'un couvercle hermétique.

Le « lait pour enfants » ne peut même être livré au consommateur que dans des bouteilles bien fermées avec une bande de papier collée, ou plombées.

Les bidons ne sont transportés en voiture ou en chemin de fer que dans des conditions d'extrême propreté : il faut les mettre à l'abri de toutes souillures, ne point transporter en même temps des matières sales ou qui pourrissent facilement.

***

L'hygiène des locaux où le lait est conservé doit être aussi surveillée : on ne pourra y coucher. Les personnes qui souffrent de maladies infectieuses ou qui sont en contact avec de tels malades ne peuvent se mêler de la manipulation ni de la vente du lait.

A Dusseldorf, on exige de plus que les personnes chargées de le manipuler et de le vendre soient propres, surtout par leurs mains et leurs ongles.

A Essen, on exige que les vachès soient proprement tenues, leurs pis soigneusement lavés avant chaque traite.

Les personnes, chargées de traire, auront des tabliers propres et lavables ; elles doivent auparavant se savonner les mains et les bras ; et celles qui sont atteintes de maladies infectieuses, d'abcès ou d'affections de la peau ne doivent pas être employées à la traite.

Les propriétaires des étables doivent soumettre en tout temps leurs bêtes à la visite du vétérinaire officiel et permettre des prises d'essai du lait pour le contrôler.

Les ordonnances d'Essen et de Dusseldorf admettent la vente d'un lait spécial pour enfants ; il va sans dire que cette vente est soumise aux règles précédentes, auxquelles d'autres exigences ont été ajoutées.

Non seulement il faut pour cette vente une déclaration préalable, mais une autorisation de police : le demandeur doit prouver, par un certificat de vétérinaire, que les étables satisfont aux exigences de l'hygiène, que les bêtes sont saines et n'ont pas réagi à l'épreuve de la tuberculine (pour prouver qu'elles ne sont point tuberculeuses). Ces vaches doivent être dans des étables claires, aérées, faciles à nettoyer; elles habiteront des locaux séparés des autres vaches. Tous les trois mois, elles seront examinées par le vétérinaire et désignées de marques spéciales ; toute maladie en sera aussitôt déclarée. Leur alimentation, très soignée, ne comportera pas les drêches non sèches, les tranches de betteraves, les pommes de terre et leurs détritus, les feuilles de choux, détritus de cuisine, les fourrages verts trop jeunes.

La traite sera faite avec les prescriptions précédentes, et le premier jet trait sur le sol et non dans un seau. Après la traite, le lait sera épuré de toutes particules malpropres, par un filtrage, puis refroidi.

A Essen, le lait pour enfants doit toujours être livré en bouteilles plombées ou fermées par une bande de papier collé.

Enfin, la police locale se réserve une surveillance minutieuse des producteurs et des marchands de lait.

En pratique, comment ces prescriptions sont-elles appliquées, comment ce contrôle fonctionne-t-il ?

A Essen, l'auteur de cette étude ne le sait pas.

A Dusseldorf, les résultats sont satisfaisants, car cette ville possède un laboratoire municipal, et dans certains cas elle a recours aux Instituts bactériologiques de Bonn et de Berlin.

Pour surveiller l'exécution de ces prescriptions, un commissaire spécial a sous ses ordres des agents qui ne se contentent pas de plonger un aéromètre dans les bidons des marchands pour mesurer la densité du lait, mais qui font des prises sur l'ensemble d'une voiture. Les flacons de lait, ainsi prélevés, sont numérotés et envoyés au laboratoire municipal, sans autre indication.

Si cet examen révèle que le lait a été écrémé ou additionné d'eau, on fait une prise d'essai à l'étable, où les autorités locales sont priées de prendre, sous la surveillance d'un employé de Dusseldorf, du lait de chaque vache.

Les contraventions deviennent de plus en plus rares : ainsi, tandis qu'en 1899 on reconnaissait comme mauvaises 15 pour 100 des prises d'essai, il n'y avait plus, en 1902, depuis la nouvelle ordonnance, que 2,5 pour 100 de prises reconnues mauvaises (1). Mais les sanctions ne sont pas assez sévères ; en cas de négligence, les marchands ont 30 marcs d'amende (le marc vaut 1 fr. 25) ; en cas de falsification, la pénalité peut atteindre 5 ans de prison.

Peu à peu, les intéressés se sont mis au courant de ces ordonnances et se sont habitués à exiger du lait frais et du lait propre. Les marchands surtout surveillent leurs fournisseurs.

Il semble donc que ces règlements rigides ont

(1) Rappelons qu'à Paris, pour le lait vendu 20 centimes le litre, 91 pour cent des échantillons analysés sont mauvais.

utilement servi de défense à la collectivité menacée et que la réforme tant désirée est entrée insensiblement dans les mœurs allemandes, puisque les marchands de lait surveillent eux-mêmes leurs producteurs, tandis que le public surveille également les marchands. Ainsi s'engage au-delà du Rhin la lutte en faveur du bon lait.

Ne semble-t il pas qu'en France nos municipalités pourraient utilement s'inspirer de pareilles prescriptions? Le public ne s'en plaindrait pas, et ceux que préoccupe la mortalité infantile s'en réjouiraient.

Septembre 1905.

LA DÉFENSE SOCIALE
contre la Tuberculose

Au moment ou le Congrès de la tuberculose vient de clore ses travaux, après tant de discussions sur l'utilité ou l'inefficacité des sanatoria, il nous semble intéressant de résumer une conférence récemment faite à l'exposition de Liège par le docteur Rénon, médecin des hôpitaux, agrégé de la Faculté de Paris.

Chaque année, en France, la tuberculose tue 150,000 personnes : c'est la population d'une ville comme Toulouse.

Que fait-on pour lutter contre un tel fléau ?

Si nous possédions une médication spéciale, par exemple un sérum efficace, semblable à celui de la diphtérie, nous agirions comme pour cette maladie : des injections seraient faites au malade pour le guérir, aux personnes de son entourage pour les préserver. Malheureusement, il n'en est pas ainsi : le traitement spécifique de la tuberculose n'existe pas encore.

Nous sommes donc obligés, pour lutter contre la maladie, de mettre le malade en état de lui résister par la cure d'air, par le repos prolongé, par l'alimentation excessive et quelques médicaments.

Contre la tuberculose de l'individu, dans les familles aisées, la lutte est possible ; elle donne parfois de bons résultats, quoique pourtant cette maladie ne soit pas aussi souvent curable qu'on l'a prétendu.

Contre la tuberculose de la collectivité, c'est à-dire pour prémunir l'entourage du malade, de nombreuses mesures ont été proposées. On a voulu traiter les tuberculeux par quantités, en appliquant à un grand nombre de malades à la fois le traitement suivi individuellement par chacun d'eux : pour cela, on les réunit en sanatorium où la cure d'air et de repos, aidée de quelques médicaments, est souvent efficace, pourvu que la tuberculose soit dépistée dès le début, qu'elle présente une forme curable et que le malade y demeure assez longtemps. Car si le tuberculeux, insuffisamment guéri, rentre trop tôt à son foyer, il y retrouve les mêmes conditions défectueuses et tout le bénéfice de son passage au sanatorium est perdu. « Le résultat, disait le docteur Savoire au Congrès, est bien minime pour l'énormité de l'effort. »

On a aussi institué des dispensaires spéciaux pour tuberculeux, moyen parfait d'assister à la fois un grand nombre de malades : on leur procure une amélioration réelle, mais non la guérison.

Par ces deux moyens (sanatorium, dispensaire antituberculeux), on n'empêche pas la tuberculose de naître : l'effort ne porte que sur l'assistance du tuberculeux, mais non sur les causes sociales de cette maladie.

Cela revient à vouloir seulement, pour détruire un

arbre, couper ses feuilles et ses rameaux au lieu de supprimer ses racines. Or, quelles sont les racines du mal et comment les extirper du milieu social ?

***

Puisque la tuberculose est, avant tout, une maladie sociale, il la faut prévenir par des œuvres sociales, et pour cela bien connaître son mode de développement et de contagion.

Elle se propage par les microbes que le tuberculeux expulse par ses foyers d'infection, par les crachats principalement ; et c'est à la maison, à l'école, à l'hôpital, dans les ateliers et les magasins, dans la rue même où les robes longues des femmes les entraînent trop aisément, c'est partout, en un mot, que se peut faire la contagion.

Ces microbes, semés ainsi dans notre vie sociale, nous pénètrent par la peau, par les voies digestives, surtout par la respiration. Heureusement, cette contagion exige un temps assez long. Mais il est des cas où la maladie se développe rapidement, parce que l'individu est affaibli déjà, soit par une mauvaise hérédité (tuberculeuse, alcoolique ou syphilitique), soit par un surmenage physique, soit par un empoisonnement chronique, et l'alcool est au premier rang des poisons ; ce qui a fait dire : « La phtisie se prend sur le zinc. »

Parmi les causes sociales les plus importantes, il faut ajouter encore le surpeuplement des habitations et le séjour dans les maisons insalubres.

Certaines grandes villes ont des maisons encombrées d'une façon incroyable : ainsi, à Bruxelles, la moitié des familles ouvrières logent dans une seule pièce ; et dans 1.500 maisons cette seule pièce loge plus de 5 personnes.

A Paris, M. Bertillon cite 80,000 logements encombrés, servant d'abri à 364,000 personnes ; sur ce nombre, 50,000 logements n'ont qu'une seule pièce et ils sont habités par 178,000 personnes.

De plus, chose monstrueuse, il existe en France 200,000 maisons entièrement dépourvues de fenêtres, parce que le propriétaire, dans certains cas, a bouché les fenêtres pour ne pas payer l'impôt des portes et fenêtres ; dans d'autres cas, il a oublié volontairement ces fenêtres en construisant. On devine aisément quels terribles ravages la tuberculose doit faire en de pareils bouges.

En étudiant récemment l'encombrement des villes par les campagnards arrivant de leurs provinces, on a remarqué que la tuberculose est très fréquente dès leur seconde année de séjour à la ville : dans les hôpitaux de Paris les deux tiers des décès tuberculeux portent sur ces immigrés.

A la campagne, il est malaisé d'évaluer les ravages tuberculeux des maisons insalubres ; mais dans les cités populeuses la chose est facile depuis l'organisation des *Casiers sanitaires* des maisons. Ce casier sanitaire, qui fait partie des attributions des Bureaux d'hygiène, est un véritable journal quotidien des immeubles : il comporte tous les cas de maladies contagieuses qui se sont déclarés dans une même maison.

A Paris, il fonctionne depuis dix ans, et l'on a pu, grâce à lui, faire des observations fort curieuses sur la tuberculose. Ainsi, on n'a remarqué que la fréquence des décès tuberculeux est proportionnelle à la hauteur des maisons et dépend des espaces libres qui les entourent, que la tuberculose est plus fréquente dans les étages inférieurs que dans les étages supérieurs des habitations. Depuis dix ans, ce casier sanitaire a donné 138,000 décès par maladies contagieuses, dont 101,000 dus à la tuberculose.

Les espaces libres, véritables réservoirs d'air et de lumière solaire, n'agissent favorablement que sur les maisons qui les bordent immédiatement. Il ne suffit point qu'il y ait un beau square ou un large boulevard auprès d'un quartier aux rues étroites, il faut un réservoir d'air et de lumière pour chaque maison : on peut donc dire que « la tuberculose est avant tout la maladie de l'obscurité. »

Il y a plus : non seulement le logis insalubre a cette influence directe, mais il agit encore en prédisposant à l'alcoolisme, comme l'écrivait jadis Eugène Manuel dans ces beaux vers des *Ouvriers :*

> Mais ce sont les taudis et les foyers sans flamme,
> Les bouges sans soleil pour le corps et pour l'âme,
> Et les réduits infects, pleins de navrants secrets
> Qui font rester le pauvre au fond des cabarets.

Déjà, le Dr Lancereaux avait signalé, comme cause principale de la tuberculose chez l'ouvrier, l'alcoolisme et la mauvaise répartition de son budget alimentaire.

Contagion excessive, surmenage, mauvaise habitation et alcoolisme, voilà comment se développe la tuberculose, voilà ses racines sociales.

Quels sont donc les remèdes radicaux et logiques à lui opposer ?

***

Dans la défense sociale contre la tuberculose, tout l'effort doit porter, non sur le traitement individuel, mais sur la destruction des foyers tuberculeux, sur l'amélioration de l'habitation et la guerre à l'alcoolisme, ces deux causes essentielles de déchéance de l'organisme.

Il faut d'abord rechercher le tuberculeux par tous les moyens et dépister le début de sa maladie, afin que sa présence devienne inoffensive à son entourage. Qu'il crache dans des récipients spéciaux qui seront ensuite stérilisés ; qu'on stérilise aussi les linges dont il se sert ; que son appartement soit souvent désinfecté afin que tous les germes, répandus par sa toux sur le plancher, les murs ou les meublés, ne soient pas un danger pour ceux qui l'approchent. Un tuberculeux « ainsi stérilisé » fera courir le minimum de risques aux autres membres de la société : voilà la préservation la plus parfaite ; en d'autres termes, la vraie prophylaxie.

Un tel procédé est-il applicable en pratique ? Sans doute, mais à deux conditions : c'est que la tuberculose sera classée parmi les maladies que le médecin est obligé de déclarer officiellement, (aujourd'hui cette déclaration n'est que facultative), et que les dossiers des casiers sanitaires des maisons pourront être utilisés pour la désinfection totale de tout immeuble contaminé.

Une autre stérilisation s'impose encore, celle des produits animaux qui peuvent être tuberculeux : les viandes et le lait. L'inspection rigoureuse des animaux de boucherie et des vaches laitières peuvent empêcher cette contamination par les aliments.

***

Mais il faut viser aussi les deux causes capitales de la déchéance de l'organisme par l'extinction de l'alcoolisme et la salubrité de l'habitation.

Il est regrettable qu'en France, pour des raisons indépendantes du bien public, une loi ne puisse limiter le nombre des cabarets et prohiber (comme en Belgique) l'absinthe et les liqueurs fortement aromatisées. Pourtant ne demandons pas trop ; n'exagérons rien afin d'obtenir de bons résultats et ne faisons point de la France une nation de buveurs d'eau. Des doses modérées de vin, de bière ou de cidre ne sont pas nuisibles : il faut seulement faire la guerre à l'alcool et aux liqueurs à essences.

La question des logements insalubres, plus importante encore, fut bien étudiée au dernier Congrès dans la section d'hygiène sociale. Une motion y fut adoptée, disant : « Le problème de l'habitation salubre domine toute la prophylaxie de la tuberculose. » Il faut faire disparaître les maisons contaminées, révélées par leur casier sanitaire ; et, en attendant une loi sur l'expropriation des immeubles insalubres, loi proposée par M. Siegfried, il faut empêcher qu'ils soient occupés.

Mais la loi ne permet pas, en France, la publication des casiers sanitaires, puisqu'un article 1382 du Code civil dit : « Tout fait quelconque de l'homme qui cause à autrui un dommage oblige celui par la faute duquel il est arrivé à le réparer. » Ainsi vous voulez louer un logement et vous n'avez pas le droit de savoir si ceux qui l'ont habité avant vous sont morts de tuberculose. On ne comprend pas, dit le docteur Rénon, comment un propriétaire d'immeubles, en réalité un marchand de logements, n'est pas obligé de donner à celui qui lui achète des pièces d'habitation la garantie qu'il peut y demeurer sans danger, tout comme les marchands de denrées alimentaires doivent garantir la valeur comestible de leurs marchandises, comme les Compagnies de chemin de fer doivent assurer le transport de leurs voyageurs sans accidents.

Depuis quelque temps, à Paris, les propriétaires sont autorisés à prendre copie du casier sanitaire de leurs maisons ; et l'on verra bientôt, comme à l'étranger, ceux dont les immeubles ont un bon casier le faire afficher à leur porte ; les logements y seront toujours loués et ceux dont les maisons sont infectées seront bien obligés d'en modifier les dispositions s'ils veulent en tirer profit.

Au dernier Congrès de la tuberculose, l'hygiène de l'habitation a été surtout étudiée par MM. Juillerat et Bonnier, qui ont demandé la suppression de l'impôt des portes et fenêtres et l'étude de la répartition de la tuberculose par maisons et par quartiers dans les villes d'au moins 20.000 habitants (Beauvais compte 20,300 habitants).

Et le Congrès a décidé que le casier sanitaire de chaque maison pourra être communiqué à tous les intéressés, et adopté un vœu de MM. Casimir-Périer, Léon Bourgeois et Paul Strauss tendant à ce que la loi autorise l'expropriation rapide des immeubles dangereux par leur insalubrité.

Au reste, depuis quelques années, cette question des logements salubres a fait de réels progrès, à Beauvais notamment, par la création d'habitations à bon marché : c'est là, la maison populaire de l'avenir, gaie, propre, avec son jardin et son réservoir d'air alentour.

Voilà donc les deux conditions capitales de la défense sociale contre la tuberculose : stérilisation humanitaire du foyer tuberculeux ; amélioration de la résistance de l'individu par la lutte contre l'alcoolisme et par le logement salubre.

D'autres mesures, d'une importance secondaire, sont encore utiles : l'éducation antituberculeuse des personnes saines ; les œuvres des jardins ouvriers dont l'intérêt social est considérable ; la protection de l'enfance contre la tuberculose par les consultations de nourrissons (allaitement maternel et lait stérilisé), et par les colonies scolaires de vacances. « Avec l'argent englouti dans la construction d'un sanatorium, a dit au Congrès le docteur Armaingaud, on pourrait envoyer à la campagne 4,000 enfants des grandes villes. »

En un mot, toutes les mesures, d'où qu'elles viennent, pouvant améliorer la vie matérielle et morale des travailleurs, auront une répercussion sur la diminution de la tuberculose. Alors nous verrons cette maladie diminuer progressivement : le fait s'est déjà produit en

Angleterre. Devenue ainsi maladie d'exception et non plus commune et populaire, elle pourra être traitée par les moyens suivants :

Dispensaires soignant et éduquant les malades qui s'y présenteront, comme le docteur Savoire les a préconisés au congrès ;

Sanatoria « réservés aux tuberculeux curables et qui sont en même temps des instruments d'éducation et de prophylaxie », suivant la motion adoptée par le congrès ;

Enfin, hôpitaux spéciaux de tuberculeux pour les cas plus avancés, pour ainsi dire incurables.

Faut-il donc, dit le docteur Rénon, renoncer aux mesures déjà prises ? Non pas : elles limitent la propagation du mal. Mais le grand effort doit être porté vers l'habitation salubre et la stérilisation des foyers tuberculeux. Cela, sans doute, coûtera beaucoup d'argent, mais le traitement des tuberculeux par quantités dans les sanatoria est extrêmement onéreux. Et, si jamais l'on découvrait le remède spécifique de la tuberculose, les dépenses n'auraient pas été faites en pure perte, puisqu'elles auraient servi à améliorer l'hygiène générale du peuple.

Octobre 1905.

Un Bureau d'Hygiène à Beauvais

(Rapport présenté au Conseil municipal)

Vous savez, Messieurs, qu'une « loi relative à la protection de la santé publique », promulguée le 15 février 1902, prescrit pour les villes ayant une population égale ou supérieure à 20,000 habitants (Beauvais est de ce nombre), la création et l'organisation d'un service municipal, dit *Bureau d'hygiène*, chargé, sous l'autorité du Maire, de veiller à l'application de cette loi.

Le législateur a pensé qu'un chiffre assez élevé de population agglomérée et la difficulté d'offrir aux habitants dans un étroit périmètre des logements convenables, exposaient certaines communes à des dangers d'insalubrité et qu'elles devaient être soumises à des mesures d'hygiène plus rigoureuses.

La santé publique — c'est un lieu commun de le répéter — est pour une ville la richesse capitale qui permet d'en maintenir les habitants à leur maximum d'énergie et de production, de diminuer leurs charges ; et toute municipalité doit veiller sur ce bien public, c'est-à-dire en éloigner les causes de maladies épidémiques, y porter rapidement remède et en prévenir le retour.

C'est en groupant tous les services de cette ville avec leurs diverses compétences qu'ils auront leur entière efficacité : un tel groupement, sous le nom de Bureau d'hygiène, peut seul étudier, en les centralisant, tous les moyens de défendre la santé publique : il en prend l'unique direction et devient seul responsable auprès de l'administration municipale.

Aussi bien, plusieurs villes en France, pour créer ce service d'utilité publique, n'ont pas attendu qu'une loi vînt le leur imposer.

A l'exemple de Bruxelles et Turin, Nancy et le Havre en 1879 ont organisé des Bureaux d'hygiène, puis Reims en 1881, Saint Etienne et Amiens en 1884, Pau en 1885, Nice en 1887, Dijon en 1901, etc. La nomination du personnel, l'organisation du service et la réglementation de leurs attributions ont varié d'une ville à l'autre. Mais c'est M. Siegfried, maire du Havre, qui prit, à l'instigation du docteur Gibert, l'arrêté le plus complet sur cette institution, et les obligations et la tâche nouvelle y sont parfaitement étudiées.

Nancy, Reims, Grenoble et Besançon nous offrent aussi des règlements très utiles à consulter.

Ces divers documents et le texte même de la loi de 1902, commentée dans l'excellent ouvrage de MM. Martin et Bluzet, vont nous permettre d'organiser ici un Bureau d'hygiène, en tenant compte de la situation de notre ville, de sa population ouvrière, de ses mœurs et de son état sanitaire, bref de toutes les conditions qui peuvent modifier d'une manière quelconque l'application de la loi nouvelle.

Nous pourrons aussi mettre à profit les discussions récemment soulevés au Congrès de la tuberculose, où l'on a montré que ce fléau, qui tue en France 150,000 personnes par an, n'est pas un mal nécessaire de nos villes, qu'on doit et qu'on peut lutter contre lui et l'éviter. S'il n'est pas toujours guérissable, le plus souvent il est évitable, pourvu qu'on assainisse les quartiers et les maisons des villes : « l'ouverture d'une large voie pour donner à un quartier ouvrier l'air et la lumière fait plus contre la tuberculose que la construction d'un sanatorium. » Il faut, dans chaque ville, étudier comment cette maladie se répartit par quartiers et par maisons (vœu de MM. Juillerat et Bonnier), établir pour chaque immeuble un *casier sanitaire* qui devrait être communiqué à tous les intéressés, en attendant qu'une loi autorise (selon le vœu de MM. Casimir Périer, Léon Bourgeois et Strauss) l'expropriation rapide des immeubles que rend dangereux leur insalubrité.

Nous sommes encore impuissants à organiser la guérison sociale de la tuberculose, puisque les sanatoriums populaires, dont l'essor fut si considérable en Allemagne depuis 1895, n'ont pas donné ce qu'ils promettaient : « leur conception était basée sur une erreur médicale, car on ne guérit pas la tuberculose en quelques mois » (Professeur Grancher). Mais nous sommes mieux armés pour prévenir la maladie, puisque nous pouvons éloigner le microbe — agent de contagion — au moyen de la désinfection, et rendre l'individu plus résistant.

Malheureusement, l'ouvrier, dont il faut accroître la résistance à la maladie, a trop souvent une alimentation insuffisante ; il occupe un logis étroit, sans air et sans lumière. On a, il est vrai, restreint son surmenage en diminuant ses heures de travail ; mais encore ne faut-il pas que les heures qu'il ne passe plus à l'atelier soient dépensées au cabaret. S'il n'est pas au pouvoir des municipalités de détruire l'alcoolisme en supprimant la plupart des cabarets tentateurs, du moins on peut donner aux logements ouvriers l'air salubre qui leur fait défaut.

L'Angleterre, en ce faisant, a diminué de près de moitié sa mortalité par tuberculose.

Précisément la loi de 1902 donne aux municipalités de réels pouvoirs sur l'insalubrité des logements.

Seulement la loi relative à la déclaration des maladies contagieuses n'a pas osé comprendre la tuberculose parmi les maladies dont la déclaration est obligatoire. Pourtant, c'est là qu'il faut viser et protéger soigneusement la santé publique.

Il y a plus : le médecin, trop souvent, pour obéir à certains scrupules des familles, ne mentionne point sur le certificat de décès la cause réelle d'une mort due à la tuberculose ; et la formule bronchite chronique, méningite, péritonite, etc., sert à cacher le motif véritable du décès. Les statistiques ainsi faussées, une désinfection pourtant si nécessaire n'est pas faite.

Outre cette cause fréquente de mortalité, il faut mentionner la diarrhée infantile qui donne à Beauvais 60 pour 100 des décès d'enfants. On a pu dire qu'un enfant nouveau-né a plus de chances de mourir dans l'année qu'un vieillard de 70 ans. Parfois cette diarrhée est due à l'ignorance des mères qui, ne pouvant nourrir au sein, ne savent pas donner à leurs bébés la quantité de lait qui convient. Mais que de fois le mauvais lait doit être incriminé !

Donc, là aussi, avec les consultations de nourrissons, encourageant l'allaitement maternel et distribuant de bon lait aux enfants qui n'ont pas le sein de leur mère, la municipalité doit protéger la santé publique par une rigoureuse surveillance de la production et de la vente de ce lait.

Au reste, un des vœux émis par le récent Congrès des Gouttes de Lait demande « qu'une législation soit instituée pour la surveillance du lait destiné aux nourrissons » ; et l'exemple des mesures prises à ce sujet par certaines villes d'Allemagne peut être aisément suivi.

Vous voudrez bien, Messieurs, excuser ce long préamluble qui devait vous montrer ce qu'une municipalité, c'est-à-dire un Bureau d'hygiène, doit faire pour lutter contre les deux causes les plus sérieuses de la mortalité dans la classe ouvrière : la tuberculose et la diarrhée infantile.

Avant d'étudier avec vous l'organisation de ce Bureau d'hygiène, au point de vue du personnel et de son installation matérielle, laissez-moi vous exposer ses attributions et le programme de ses travaux.

L'article I de la loi du 15 février 1902 nous donne déjà de précieuses indications, puisque le maire y est obligé de déterminer, par un *règlement sanitaire :*

1° Les précautions à prendre pour prévenir ou faire

cesser les maladies transmissibles (maladies dont la déclaration est obligatoire ou facultative), spécialement les mesures de désinfection ou même de destruction des objets à l'usage des malades ou qui ont été souillés par eux et généralement des objets quelconques pouvant servir de véhicule à la contagion ;

2° Les prescriptions destinées à assurer la salubrité des maisons et de leurs dépendances, des voies privées, closes ou non à leurs extrémités, des logements loués en garni et des autres agglomérations, quelle qu'en soit la nature, notamment les prescriptions relatives à l'alimentation en eau potable ou à l'évacuation des eaux usées.

Voilà donc fixées trois catégories d'attributions de notre Bureau d'hygiène :

1° Précautions à prendre pour prévenir ou faire cesser les maladies transmissibles (mesures concernant les individus) ;

2° Prescriptions destinées à assurer la salubrité des maisons et de leurs dépendances ;

3° Mesures sanitaires concernant la ville elle-même.

Dans le premier paragraphe, on doit comprendre :

a) La réception des déclarations des maladies transmissibles (que cette déclaration soit obligatoire ou non). Art. 5 de la loi.

b) Le transport de ces malades, s'il y a lieu, dans des voitures spéciales et le service de la désinfection. (Art. 7).

c) Le service de la vaccination. (Art. 6).

d) La statistique des maladies ci-dessus mentionnées.

Dans le 2e paragraphe il faut comprendre :

e) La délivrance des permis de construire. (Art. 11 de la loi).

f) L'assainissement des immeubles reconnus insalubres. (Art. 12 à 18 de la loi).

g) La surveillance sanitaire des hôtels et des logements loués en garni.

h) La surveillance des eaux d'alimentation provenant de puits, citernes, etc. (Art. 1, 12 et 18 de la loi).

i) La surveillance des fosses d'aisances, puisards, etc.

j) L'établissement du casier sanitaire de chaque maison, ou au moins de chaque voie publique, comprenant des documents sur la longueur et la largeur de cette voie, ses égoûts et ses bornes fontaines, le nombre des maisons et des habitants, la mortalité dans chaque maison par maladies contagieuses, etc.

Dans le troisième paragraphe on comprendra :

k) L'assainissement de la voie publique par la réglementation de l'enlèvement des ordures ménagères (boites à ordures, etc.), par la surveillance de l'évacuation et de la stagnation des eaux usées, enfin par la création ou l'amélioration du service des égouts.

Telles sont les attributions *imposées* par la loi à notre Bureau d'hygiène.

Sans y rattacher la statistique démographique actuellement au service de l'état-civil, il est indispensable d'y ajouter :

La surveillance des abattoirs, des halles et marchés, de la production et de la vente du lait, surtout du lait pour enfants ; la surveillance des enfants du premier âge et l'inspection des nourrices ; l'hygiène scolaire (écoles et salles d'asile), enfin la surveillance de la prostitution.

Etant donné le programme qui s'impose au Bureau d'hygiène, voici comment on pourrait en exposer l'organisation :

Ce Bureau comprendrait un certain nombre de membres, dont les diverses fonctions répondront à leurs compétences : médecins, pharmaciens, vétérinaires, ingénieurs, architectes. Plusieurs agents, chargés de l'exécution des prescriptions imposées seront attachés à ce Bureau.

Nous vous proposons de désigner :

Le médecin du dispensaire municipal ;

Le personnel médical des Hospices ;

Le ou les médecins du Bureau de bienfaisance et des Crèches ;

Le médecin-inspecteur des écoles communales ;

Les vétérinaires-inspecteurs des abattoirs ;

Deux pharmaciens de la ville (votre Commission d'hygiène vous propose MM. Recourat et Bataille) ;

Un ingénieur (votre Commission vous propose M. Chevallier) ;

L'architecte de la Ville ;

Le voyer, directeur du service des eaux.

Il va sans dire que le maire et ses adjoints font partie, de droit, du Bureau d'hygiène.

Dans certains cas où peuvent être prises de graves décisions (en temps d'épidémie par exemple), à ce Bureau pourrait être adjointe, à titre consultatif, une commission technique qui serait la Commission d'hygiène du Conseil municipal.

Ce Bureau d'hygiène sera dirigé par un chef de service, nommé par le maire, conformément à l'article 2 du Décret de juillet 1905 : ce chef de service sera toujours un médecin.

Il se réunira à l'Hôtel-de-Ville sur la convocation et sous la présidence du maire ou d'un adjoint, au moins une fois par mois, (plus souvent s'il est nécessaire).

Les membres de ce Bureau ne recevront aucun traitement.

Pour obtenir tous renseignements utiles à son fonctionnement, le Bureau se tiendra constamment en rapport avec l'administration préfectorale, l'administration militaire, l'administration universitaire, avec celles des Hospices et du Bureau de bienfaisance.

Le Bureau sera installé dans une des salles de l'Hôtel-de-Ville où seront réunis quelques livres et règlements d'hygiène publique, avec un grand plan de la ville comprenant l'indication des canalisations d'eaux, d'égoûts, conduites de gaz, etc., des emplacements d'établissements publics (écoles, hôpitaux, hospices, casernes, ateliers et établissements insalubres classés ou non).

Il est inutile d'annexer à notre Bureau d'hygiène un Laboratoire municipal d'analyses, de sérothérapie, etc. La proximité de Paris et d'Amiens permettra facilement d'envoyer, soit au Laboratoire municipal de Paris, soit au Laboratoire départemental de la Somme, tous échantillons de produits suspects, exigeant une analyse chimique ou microscopique. A Beauvais, les frais d'organisation et d'entretien d'un tel Laboratoire ne répondraient pas à l'importance de la ville ni aux travaux imposés au personnel de ce service.

Au reste, quand le Bureau d'hygiène sera nommé et installé, il soumettra au Maire de la ville un projet de règlement sanitaire pour préciser, sous forme d'arrêté municipal, toutes les conditions exigées par la loi de février 1902 (notamment celles relatives aux logements insalubres) et les autres dispositions réglementaires utiles à l'hygiène publique.

Il est certain, Messieurs, que cette nouvelle institution, pour pénétrer dans les mœurs de nos concitoyens, pourra faire naître certains froissements et mécontentements : c'est peu à peu, par le tact et la persuasion, que ces règlements devront se faire accepter, jusqu'au jour où chacun en reconnaîtra la réelle efficacité pour la protection de la santé publique.

Novembre 1905.

Fécamp. — Imp. réunies M.-L. Durand

www.ingramcontent.com/pod-product-compliance
Ingram Content Group UK Ltd.
Pitfield, Milton Keynes, MK11 3LW, UK
UKHW021947260726
13994UKWH00004B/1582